JN065101

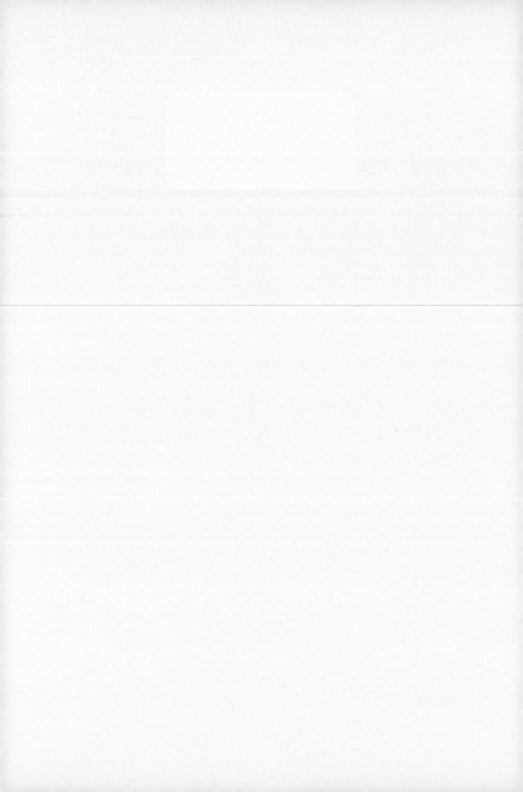

世界のデータから見える
新型コロナウイルス感染の真実

徒然　学

鳥影社

目 次

前書き　６月２２日

　　２月下旬頃、米国のＷｏｒｌｄｏｍｅｔｅｒという新型コロナウイルスの世界のデータサイト（データ企業Ｄａｔａｘが様々なトピックのカウンターとリアルタイムの統計を提供するリファレンスＷｅｂサイト）を見つけ、毎日データのダウンロードを続け、３月１５日より、友人数名にメールで主要データを編集し提供（後書き参照）してきました。当初は主要各国を総感染者数の多さに分け、３つのレベルに分けていましたが、現在は総感染者数が１万人以上のレベル１とそれ以下から５千人以上のレベル２に分けています。また、Ｅｘｃｅｌのグラフ情報も提供し「１００万人当りの各地域の感染者数と死者数」はアメリカのニューヨーク州と欧米各国、中国、イラン、日本と韓国を含む各国の１００万人当りの感染者数と死者数で、「各国の最新の総感染者数と総死者数」は欧米各国、中国、イラン、日本と韓国を含む各国の最新の総感染者数と総死者数です。その他「各国の総感染者数の推移」と「各国の総死者数の推移」及び「日本の総感染者数の世界の順位推移」を毎日提供してきました。

　　４月８日に非常事態宣言が発出された時より、今までの情報や経験を基に、Ｆａｃｅｂｏｏｋの友人に、毎日記事を投稿してきました。

　　これらの内容は、現在日本のマスメディアの報道に違和感を感じ、「世界のデータから見える新型コロナウイルス感染の真実」を提供しなければならないと思い、提供してきました。

　　しかし、これでは日本の国民の皆さん及びマスメディアの認識が何も変わらないと感じ、広く国民の皆さんに情報提供することが必要と思い、本を安価で国民の皆さんに提供したいと思いました。

　　現在、Ｆａｃｅｂｏｏｋの投稿は５０強となっていますが、１から２０投稿までをベースに見直し、改定を行い、第１弾として提供し、これが好評であれば、第２弾として２１投稿以降を提供したいと思っております。

日本は、２月１４日に、厚労省配下に「専門家委員会」を組織し、新型コロナウイルスの感染状況を分析し、孤発例は５人に１人しか感染せず、クラスター感染を潰すことが一番重要と分かり、専門家委員会の指導の下に厚労省配下に「クラスター対策班」を組織して、クラスター潰しに専念してきました。

　３月初旬には日本と欧米諸国は、ほとんど総感染者数や総死者数に差が無かったものが、欧米が皆オーバーシュートしたのに、日本だけは「持ちこたえ」、４月初めには、大きな差が出来てしまいました。

　現在、この日本式「クラスター対策」は、ＷＨＯをはじめ、アメリカ、ドイツ、スイスを中心とした諸外国で、優れたシステマティックな方法と賞賛されていますが、日本のマスメディアでは、紹介されていたのをほとんど見たことがありません。

　この「クラスター対策」の結果、日本は現時点で、１００万人当りの感染者数と死者数は、世界でも少なく、１００万人当りの感染者数は、日本は韓国の約２分の１程度です。

　ＰＣＲ検査も、アメリカではペンス副大統領による「症状のない人には検査は必要ない」との発言の様に、症状のない人にはＰＣＲ検査は必要なく、日本がクラスター対策に主にＰＣＲ検査を利用してきた対応に日本は評価されてきています。

　また、新型コロナウイルスの感染対策に優れた台湾も、体温測定は、バス乗車時、学校登校時、店舗入店時、スポーツジム入場時、家庭での朝夕の測定等で徹底していますが、１００万人当たりの検査数は日本の２倍程度で、多くはないです。

　ＰＣＲ検査の少ない国が、新型コロナウイルスの感染対策が優れている事実及び上記評価を日本国民もマスメディアも認識するべきです。

　最近は、新型コロナウイルスの感染度を調べる為には、より簡単な抗体検査を用いるべきであり、厚労省が発表した最新の８千人に対する抗体検査の結果では、東京都での陽性率は０．１０％で、大阪の陽性率は０．１７％、宮城県の陽性率は０．０３％とほとんどの人は、新型コロナ

ウイルスに感染していないことが判明しました。

　そういう意味で、最早ＰＣＲ検査を用いての感染度測定は必要ない状況になってきました。

　また、手軽な抗原検査を用いることにより、更にＰＣＲ検査の負担を軽減させることが出来るようになっています。

　今回の新型コロナウイルスの感染の抑制が出来た後に、世界に認められた日本式「クラスター対策」の優れた方法により感染抑制を続けて行き、ワクチン提供に向かって行けると思います。

　本書の内容は、安倍政権を擁護するものではありませんが、ここであげた政府主導の「クラスター対策」は日本が世界に誇る優れたものであると考えています。

　ドイツも日本の「クラスター対策」を優れた方式と評価し取り入れる方向で検討しており、スイスは「クラスター対策」を取り入れることにより経済活動の緩和に向けて進んでいます。

　また、記事の内容は目次に示した日付の時点の事実に基づくものであり、現時点の情報とは違ってきているものもあります。

　日本のクラスター対策が感染抑制に、多大に貢献したこと及び、安倍首相や日本政府が専門家会議の提言を理解し尊重していることは、ありがたいと思います。

　２月下旬に米国の感染データのサイトを見つけ、毎日見ていて、色々な事実が見えてきましたが、一番重要な理解は、この新型コロナウイルスに対しては、治療薬やワクチンが無い状態での医療は無力で、今までの多くの人間の工夫も目立った効果はデータとして見られません。

　新型コロナウイルスはその特徴により、人間にとって大変手強い相手であると思っています。

1．非常事態宣言　4月8日

　非常事態宣言が安倍首相から発せられましたが、その席上、専門家委員会の副座長尾身さんが同席しました。

　最後の外国人記者からの質問「なぜ日本の感染者数や死者数が少ないのか？」に対し、首相が「クラスター対策です」と答えていました。「専門家委員会」が厚労省の基に設置されたのは2月14日で、専門家委員会で新型コロナウイルスの感染状況の分析がされ、クラスター潰しが重要となり、「クラスター対策班」が厚労省の基に2月25日設置されましたが、この組織が専門家委員会の指導の下、日本の感染者数を抑制することに多大に貢献し、3月上旬の時点では欧米と日本の感染者数はほぼ同程度でしたが、日本が未だ持ちこたえているのに対し、欧米は全て急拡大してしまいました。

　（「各国の総感染者数の推移」と「各国の総死者数の推移」のグラフを参照）

　なお、総感染者数最大はアメリカ、総死者数最大はイタリアで、アメリカがスペインを抜き急激に伸びています。ベースラインにくっついているのが日本の総感染者数と総死者数でその上が韓国です。今や米国は感染者数は40万人で総死者数も約1万3千人、新規死者数も約2千人で、米国に策は無く、ベストケースでも24万人の死者数（感染飽和による終息を待つ）になる事をトランプ大統領も認めざるを得ませんでした。

　一方、日本はこの非常事態（欧米より緩いが）を国民が真剣に受け止めるのなら、感染拡大の抑制は十分可能と思います。

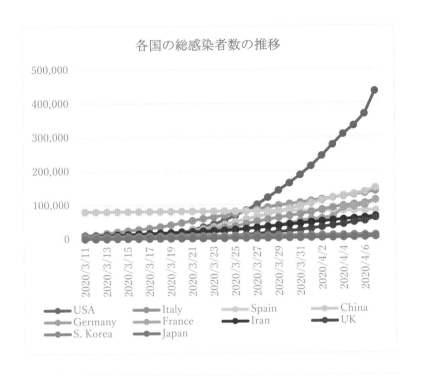

各国の総感染者数の推移

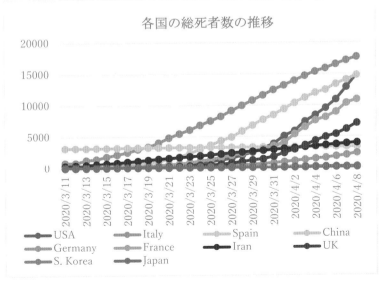

各国の総死者数の推移

２．ＰＣＲ検査について　４月９日

　ＰＣＲ検査について、ＷＨＯのテドロス事務局長による「新型コロナウイルスの感染防止には検査が最も重要だ」との発言から、既に多くのＰＣＲ検査をやっていたドイツや韓国に続いて、アメリカのニューヨーク州も精力的にＰＣＲ検査を行いました。

　データとして、１００万人当たりの検査数が、最近追加されましたが（「１００万人当りの検査数」のグラフ参照）、これらの国や州では新規感染者数の減少は見られず、新規死者数も増大していてデータとして効果は見られません。

　この発言の趣旨は、感染者を早く見つけ隔離措置を行うことだと思います。日本の検査数の少なさに欧米では何時も、日本に対するクレームとして出ています。

　一方、日本は諸外国と比較し４３７件と少ないです。これは、日本がクラスター対策に重点を置き、的確なＰＣＲ検査をしているためであると考えます。

　クラスター対策の中でＰＣＲ検査は多く利用されますが、上記のような感染者を見付けるためのＰＣＲ検査はやっていません。

　それでは、隠れ感染者が多数存在するのではないかと、言われていますが、感染者数と死者数から致死率が計算されるので、前日のデータから見ると２．１％と妥当な致死率です。
（「年代別致死率（中国データによる）」のグラフ参照）

　これらから見ると、隠れ感染者の数はそれほどいないと思われます。

　要するに、現在の死亡者数から見て、現在の感染者数はほぼ妥当と言えます。

　このような分析は、専門家委員会では行われていて、安倍首相も理解していると思います。

　マスコミがこうした話をしないのも良くないですが、非常事態宣言時の外国人記者の質問と安倍首相の回答についても、どのテレビでも取り

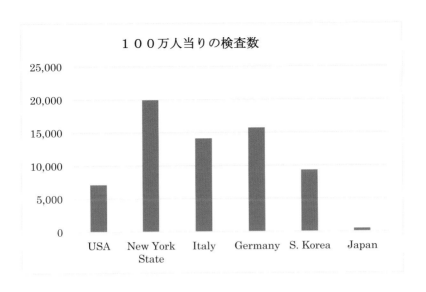

100万人当りの検査数

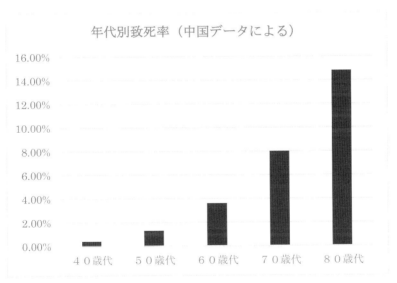

年代別致死率（中国データによる）

上げていないのも残念です。

　今まで、ＰＣＲ検査を積極的に進める話は良く理解できませんでしたが、感染者を早く見つけるためだったと、最近気づきました。

　これは、ほとんど意味がない策と思います。昔聞いた「下手な鉄砲も数撃てば当たる」と言うことわざのように思いました。

　この策しか持たない欧米には、新型コロナウイルスの感染を抑制することは出来ないと思っています。最終的には、治療薬やワクチンや有効な対策が出てこない限り、感染飽和になるまで行くしかないと思います。

3．ドイツの総感染者数・総死者数と致死率推移から見える事 4月10日

　ドイツの致死率が以下のように他のEU諸国より低く、3月11日では0．16％と低く、感染拡大が急激に始まっていた3月25日各主要国の致死率は、イタリア：10．09％、アメリカ：1．51％、スペイン：7．37％、ドイツ：0．55％、イラン：7．69％、フランス：5．27％、日本：3．44％、台湾：0．85％でした。
（「各国の最新の総感染者数と総死者数」のグラフ参照）
　これに対して、ドイツの致死率が低い理由を説明するレポートを見付けました。

　ドイツの致死率が低い理由として、次の2つの要因があるようです。
　フランスとの国境付近で、多数の学生が参加したフェスティバルがあり、そこで大規模集団感染が発生し、多くの学生が亡くなり、死者の平均年齢が47歳となったため、致死率が低くなった。中国の各年代別の新型コロナウイルスの致死率が出ていて、これが現在一般的に参照されています。これから見てドイツの致死率（3月25日）は妥当と言えます。（「年代別致死率（中国データによる）」のグラフ参照）
　もう一つの要因は、新型コロナウイルスにかかった重篤な患者は、非常に早く死に至る場合（発病から平均4日）が多くなるが、こうした場合にドイツでは死者の新型コロナウイルスの検査は行われず、死者数にもカウントされないそうで、新型コロナウイルスの治療中の患者が死亡した場合のみカウントされるようです。
　ただ、日本でもこうした例は極めて少数ですがあるようです。肺炎にかかり死亡する場合は、レントゲンで医師が調べるので、区別はつくと思います。
　米国では日本と同様に、死者には新型コロナウイルスの検査を行い、陽性の場合は死者数にカウントしているようです。小生の調べたところ、多くの国は死者の新型コロナウイルスの検査は行われず、台湾でも感染

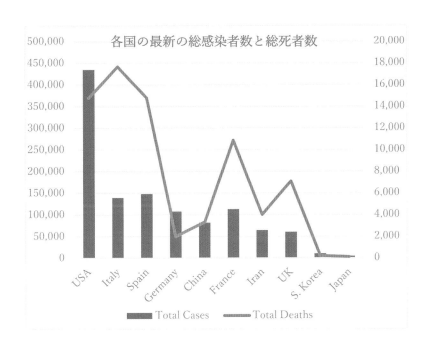

各国の最新の総感染者数と総死者数

■ Total Cases ━━ Total Deaths

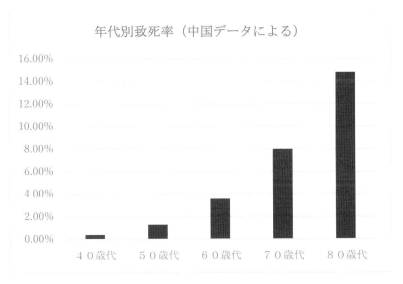

年代別致死率（中国データによる）

者数に比較し死者数が少ないので、ドイツと同様と思います。

　その後のドイツの状況も、前々日までグラフ化してみると、総感染者数と総死者数も急激に増加（前々日：総感染者数：１２３，２９６人、総死者数:２,３４９人）となり、致死率も２.０７％（日本:２.０６％）となりました。

（「ドイツの総感染者数・総死者数と致死率推移」のグラフ参照）

　青の棒グラフが総感染者数で横の橙色の小さな棒グラフが総死者数で、折れ線が致死率です。この図を見ると致死率も上昇していることが分かります。

　この致死率の推移から見ると、２つの原因のうち、前者の死者の平均年齢が低かったことによる、当初の致死率が低かったことが要因として大きいと思います。

　何と、最近では日本の致死率の方が良くなってしまったのです。

　依然ドイツは、他のＥＵ主要国より、致死率は低いのですが、これは医療体制が他のＥＵ諸国より良いためと思います 。

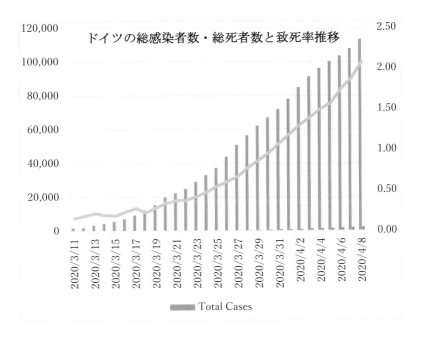

ドイツの総感染者数・総死者数と致死率推移

Total Cases

4．ドイツと日本の総感染者数と総死者数及び総感染者数の比率推移から見える事　４月１１日

　ドイツの総感染者数と総死者数の推移をグラフで見てみました。
（「ドイツの総感染者数と総死者数の推移」のグラフ参照）

　青の棒グラフが総感染者数で、橙の折れ線グラフが総死者数で、３月上旬から４月はじめまで急速に感染が拡大し、それ以降は総感染者数の伸びが沈静化してきました。それに少し遅れ、総死者数も３月２５日頃から急速に増加してきました。

　しかし、他の主要ＥＵの国々の総感染者数はイタリア（１４万３千）、スペイン（１５万３千）、フランス（１１万７千）に対してドイツ（１１万８千）であり、総死者数は他のＥＵ諸国イタリア（１万８千）、スペイン（１万５千）、フランス（１万２千）が１万人を超えているのに対し、ドイツは２千６百人台と少ないです。

　このドイツと日本の総感染者数と総死者数の推移をグラフで比べてみました。
（「ドイツと日本の総感染者数と総死者数の推移」のグラフを参照）

　青い棒グラフはドイツの総感染者数の推移で、その横の橙の棒グラフはドイツの総死者数推移です。グレーの折れ線グラフは日本の総感染者数の推移で、橙の折れ線グラフは日本の総死者数の推移です。右はドイツで左は日本のグラフのスケールで２４倍の差があり、日本の現在の総感染者数はドイツの３月１４日頃（左から４つ目）の総感染者数です。

　４月９日のドイツと日本の総感染者数と総死亡者の比率はそれぞれ（２４倍、２６倍）となっています。

　ドイツと日本の総感染者数の伸び率を比較するために、ドイツと日本の総感染者数とその比率（倍率）を入れたグラフを作成してみました。
（「ドイツと日本の総感染者数と比較推移」のグラフ参照）

　青の棒グラフはドイツの総感染者数で、右の橙の棒グラフは日本の総感染者数で、グレーの折れ線グラフは総感染者数の比率で、これから見

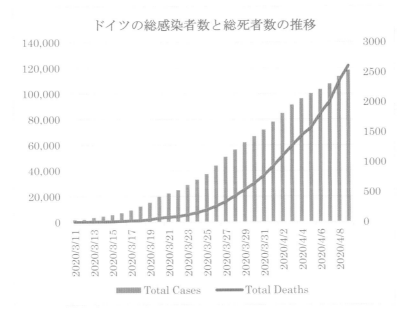

ドイツの総感染者数と総死者数の推移

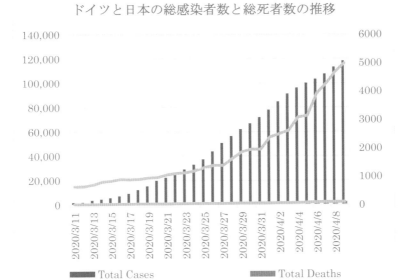

ドイツと日本の総感染者数と総死者数の推移

ると3月27日まではドイツの伸び率が大きく、それ以降4月3日までは、伸び率では同等で、それ以降4月5日までは日本の伸びが上回り、4月7日以降はそのペースが沈静化してきて、ドイツの伸びに近くなってきているということがわかります。4月3日から5日のような感染者数の伸びは現在は無いものの注意するべきレベルであると考えます。昨日から始まった非常事態の対応が、感染者数に現れる1週以降の増加傾向が、沈静化し減少する方向に向かうかが問題です。これが顕著に表れない場合には、非常事態をさらに延長することも必要となり、さらに強化することも考えられるので問題が大きいです。

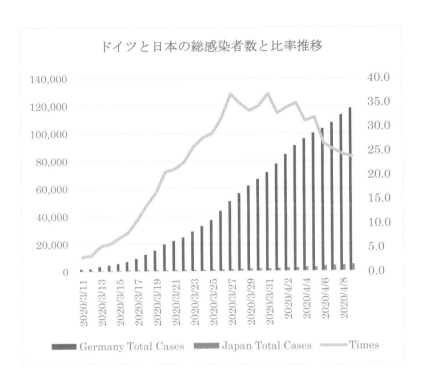

ドイツと日本の総感染者数と比率推移

凡例: ■ Germany Total Cases　■ Japan Total Cases　▬ Times

５．１００万人当りの各国の最新の感染者数と死者数から見える事　４月１２日

　世界各国の最新の１００万人当たりの感染者数と死者数が以前追加され、米国の各州の同様のデータも追加されました。このデータを利用して、アメリカ、イタリア、スペイン、フランス、イギリス、ドイツ、イラン、中国、韓国、日本にアメリカのニューヨーク州を加え、左右２軸グラフにして、見ていきます。

　（「１００万人当りの各地域の感染者数と死者数」のグラフ参照）

　青の棒グラフは左軸で１００万人当りの感染者数を表し、最大はニューヨーク州で、８，７８６人で、アメリカ全体では１，５２０人、スペインは３，４６２人で、イタリアが２，４４１人、フランスは１，９１３人で、ドイツは１，４６２人、イギリス１，０８６人、イラン８３４人、韓国２０４人、中国５７人、日本４７人と続きます。

　この内容から感染が最も進んでいるのは、アメリカのニューヨーク州、スペイン、イタリア、フランス、アメリカ、ドイツと続きます。

　橙の折れ線グラフは、１００万人当りの死者数で、アメリカのニューヨーク州（４７８人）が一番多く、スペイン（３７４人）、イタリア（３２９人）、フランス（２２１人）、イギリス（１５６人）、アメリカ全体（６７人）、イラン（５５人）、ドイツ（３６人）、韓国（４人）、中国（２人）、日本（１人）となる。日本は、１人と圧倒的に少ない値となっています。

　１００万人当りの数値を、もう少し分かり易い、１００人当りにしてみると、一番感染者数の多いアメリカのニューヨーク州でも０．９７人となり、日本では０．００５８人となり、かなり少ない値となります。

　先日、テレビで感染飽和は、感染者数が何％になると起こるのかとの話があり、感染者数が３０％～５０％になると起こるとの話がありましたが、それまでは、しばらく感染も続きそうです。一方、ＥＵ諸国の感染者数や死者数の増加が沈静化して来たこともあり、少し先に明かりが見えてきたようです。

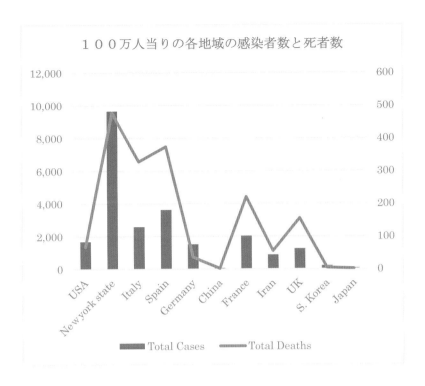

100万人当りの各地域の感染者数と死者数

Total Cases   Total Deaths

６．シンガポール、台湾、スウェーデンと日本の感染者数と死者数の比較　４月１３日

　新型コロナウイルスの感染対応に特徴のある、スウェーデン、シンガポール、台湾と日本の、１００万人当りの感染者数と死者数の比較と各種関連情報に基づくデータ分析を試みました。

（「（スウェーデン、日本、シンガポールと台湾の）１００万人当りの感染者数と死者数」のグラフ参照）

【スウェーデン】

　スウェーデンの感染者数は、ＥＵ主要国に比較し少ないですが、この中では一番多くなっています。隔離政策は実施せず、国民各自の自主による、自覚を持った行動を期待しています。死者数は多く、致死率も８．５７％と高く、医療崩壊に近づいています。

　集団免疫の考え方は、イギリス政府が提唱しましたが、人々が対応できず、保健システムも大きな負担となり、社会的不満の爆発を招き、イギリス政府は新型コロナウイルス対策の戦略を完全に変更する必要が生じました。政府は、健康な国民の中でゆっくりとウイルスが拡大することを許容し、その際、新型コロナウイルスから重大な影響を受ける高齢者などの保護を実施します。スウェーデンの研究者は、感染拡大の終わりが既に近いとみており、数学的予想によれば、国民の６０％が５月の中旬までに新型コロナウイルスに感染するといいます。

【シンガポール】

　国際都市のシンガポールは欧米より少ないですが、この中では感染者数がかなり多いです。一方、死者数は少ないですが、致死率が０．２３％と標準より少ないのは、その計上に問題があると思います。（死者には新型コロナウイルスの検査を行っていないと思われる）

　ＳＡＲＳの経験を基に、シンガポールは同じ事態が発生した際の経済的コストを抑えるために、将来に向けた投資が必要だと気づき、新たに出入国制限の枠組みと公衆衛生の社会基盤を整備しました。新型コロナ

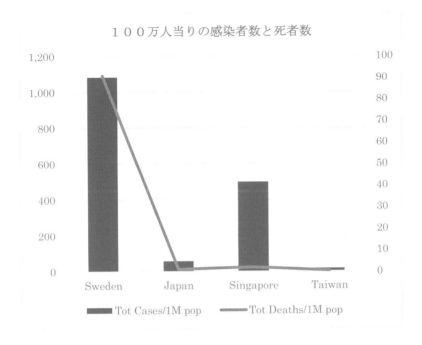

１００万人当りの感染者数と死者数

Sweden   Japan   Singapore   Taiwan

■ Tot Cases/1M pop   ■ Tot Deaths/1M pop

ウイルスが来たとき、シンガポールは準備が整っていたようです。

シンガポールは香港や台湾、日本、韓国と同様に厳しい出入国制限を設け、病気になった人を特定するプロトコルを実行した。これによって感染者本人を支援しながら、接触者に到達することができました。この結果シンガポール政府は、ウイルス検査を受けた人の数、その人達がいた場所、接触の性質について詳細な記録を公開しました。

企業や学校、スポーツジム、政府機関など、大半の建物に入る前に体温測定が実施され、体温測定で平熱だとシールを１枚もらえる仕組みで、毎日シールを２～３枚もらうことが奨励されています。

エレベーターに乗るたびに、「皆さんがすべきこと」の通知が目に入り、出かけると、どこに行っても情報が提供されています。この情報は信頼されて、政府も信頼されていて、国民は従うことが求められています。

また、アジア諸国の政府と同様に、イベントの中止や学校の閉鎖、自宅待機などの厳しい「社会的距離戦略」を打ち立てています。

【台湾】

台湾は全ての学校、スポーツクラブ等でも入所時に体温を測定し、学校の各授業や各部署で常に体温測定を行う様に徹底しています。この結果、早期に感染症状を掴み、検査により陽性を判定できることにより、感染者数が抑えられていると思われます。このため、感染者数も少ないが、死者数は少なく、致死率も標準より低いため、シンガポールと同様に計上が不正であると思われます。

【日本】

クラスター対策をとっているのは、日本だけであり、このため、感染者数は少なく、死者数も少ないが、致死率から見て正常であると思われます。

【検査数】

（「１００万人当りの（スウェーデン、日本、シンガポール、台湾）検査数」のグラフ参照）

１００万人当りの検査数は、シンガポールがドイツ並みに一番多く、

スウェーデンはＥＵ諸国より大幅に少ないですが、この中では多く、以下、台湾、日本と続き、台湾は体温測定を徹底して行い、日本はクラスター対策に重点を置き、何れも集団免疫を行っていません。日本が一番少ないですが、台湾も検査数は多くはありません。今後も、日本は集団免疫は必要はありませんが、症状が出た場合の検査をもう少しスムースに受けられるよう、検査要件も改訂していき、検査体制の強化も必要があると思われます。

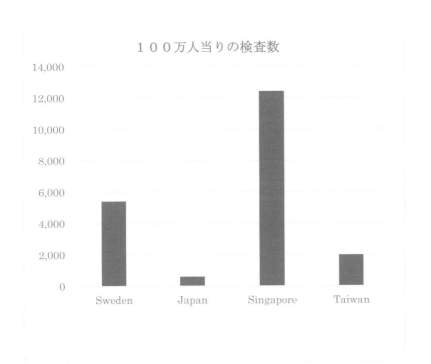

７．感染者数が多い地域に沈静化の動きは見られるのか
４月１５日

　新型コロナウイルスの感染が浸透している地域、アメリカのニューヨーク州、イタリア、スペイン、フランス、ドイツ、イギリスの総感染者数と総死者数の最近の推移を見てみます。

【各地域の総感染者数の推移】

（「各地域の総感染者数の推移」のグラフ参照）

　ニューヨーク州の感染者数の伸びが大きく、スペインは伸びていましたが最近沈静化しました。イタリアの伸びは沈静化が見られ、フランスの増加には顕著な伸びが見られますが、ドイツの増加は沈静化しています。一番下のイギリスの増加も顕著な伸びが見られます。

【各地域の総死者数の推移】

（「各地域の総死者数の推移」のグラフ参照）

　イタリアとスペインの総死者数推移の増加は沈静化して来ていますが、フランスは顕著な増加が見られます。イギリスの総死者数も増加が顕著です。ニューヨーク州も一定の増加ではありませんが、イギリスとほぼ同様な増加が見られます。ドイツは、総死者数の増加は沈静化して来ています。

【総感染者数と総死者数の関連】

　総感染者数が伸びれば、総死者数もそれに比例して伸びることは、グラフでも見られます。そういう意味で、ニューヨーク州の総死者数の増加は続くものと思われます。フランスやイギリスも総感染者数や総死者数の伸びが顕著であり、イタリアとスペインは、感染者数の増加が沈静化していて、それに応じて総死者数も沈静化して来ています。

　イタリアとスペイン及びドイツは総感染者数と総死者数の増加が沈静化してきましたが、ニューヨーク州、フランス、イギリスは総感染者数も総死者数も増加傾向が顕著です。

　なお、増加の沈静化は見られますが、それらは急激なものでは無く沈静化傾向と言うようなものであり、劇的な減少はほとんど見られません。

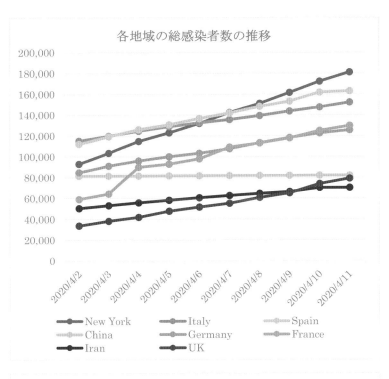

各地域の総感染者数の推移

凡例:
New York / Italy / Spain / China / Germany / France / Iran / UK

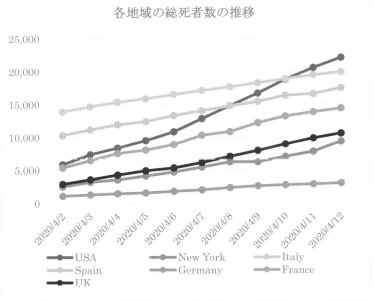

各地域の総死者数の推移

凡例:
USA / New York / Italy / Spain / Germany / France / UK

8．ＰＣＲテストによる集団免疫の幻想　４月１６日

　集団免疫戦略は、イギリスが提唱したものですが、集団免疫が予想以上に実行可能な政策ではない等、色々な問題点が見えてきたため、ここではＰＣＲ検査の観点から、その問題点を見ていきます。

　ＰＣＲテストを多数行えば、隠れ感染者が見つかり、その結果ＰＣＲ検査で陽性の人が見つかり、感染者数の割合も見いだせる。という見方ですが、例えば国民のどれぐらいの割合の人に対するＰＣＲ検査が出来れば良いのでしょうか、またそれはおおよそどれぐらいの期間必要なのでしょうか。と考えて見たところ、日本人の３割程度の人に対してＰＣＲテストを行うとすると、現在の能力の一日当り１万人程度のＰＣＲ検査をすると、総人口の３割は３，６００万人となり、３，６００日で約１０年かかってしまいます。これをＰＣＲテストの能力を３倍にしても、３年以上かかってしまいます。

　それでは、諸外国で積極的にＰＣＲ検査が進んでいる所は、どれくらいのテストをしているのでしょうか、各国の１００万人当りのＰＣＲ検査数のデータがあるので、見て行くことにします。

　（「１００万人当りの検査数と人口のカバー率」のグラフ参照）

　「１００万人当りの検査数」と「人口のカバー率」は同じ比率ですが、検査数がどれぐらいの人口カバー率になるかを見ると、最大で精力的に検査を進めたニューヨーク州は２．６８％で、ドイツでも２．０６％しかカバーしておらず、最初に集団免疫を提唱したイギリスは途中で破綻して０．５９％で、韓国は１．０４％です。日本は、集団免疫はせず、クラスター対策に重点を置くため、０．０７％と少ないです。

　この程度のカバー率では全体の傾向を言えないと思われます。要するに、５０人に１人を調べても、全体の状況は分からないと思います。

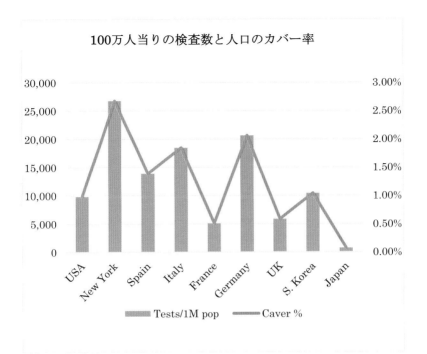

100万人当りの検査数と人口のカバー率

それでは、各国の総死者数と１００万人当りの検査数を比較して見ていきましょう、

（「各国の総死者数と１００万人当りの検査数」のグラフを参照)

　総死者数の棒グラフより、１００万人当りの折れ線グラフ検査数が上にある場合は、検査数が十分であると見られます。棒グラフの中にあるものは、十分であるとは見られません。ニューヨーク州、ドイツ、韓国は検査が多いとみられますが、日本も少し上にあり、それほど問題ないといえる。

　しかし、韓国以外のニューヨーク州やドイツでは、総感染者数や総死者数はいずれも伸びているため、集団免疫がほとんど効果を示していないと思われます。

　また、ＰＣＲ検査は、３割程度の検査不良もあるため、信頼性にも問題があります。

　日本の現在のＰＣＲ検査は十分ではなく、検査基準を緩め、より多くの人に検査を受けられるようにしたり、医療従事者に対する検査の充実や発熱外来でのＰＣＲ検査の充実を行っていく必要があり、検査能力向上や短時間で結果が出る新しい検査機器の導入も必要であると思われます。

　しかし、効果がない集団免疫の観点からのＰＣＲ検査の必要性は上記の状況より無いと思います。

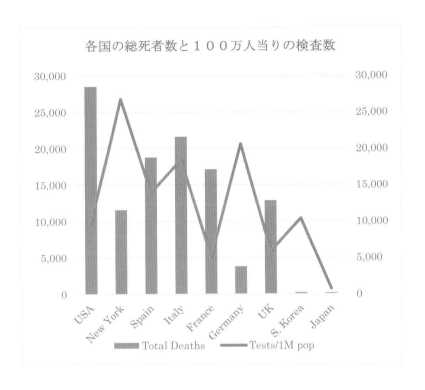

各国の総死者数と100万人当りの検査数

Total Deaths Tests/1M pop

9．各国と日本の１００万人当りの死者数と致死率のデータより見える事　４月１８日

　最近、ＰＣＲ検査も受診が遅れ、結果を待っている内に亡くなってしまった例があり、検査が敏速に受けられ、結果が早く出ていれば、助かったのではないかとの話があり、検査数が多い国ではこんなことは起こらないのではないか。との意見がありました。

　検査数の多い国の１００万人当りの死者数と日本の比較をデータにより、何が見られるかをみてみました。

　日本を含めた各地域の１００万人当りの感染者数と死者数と致死率です。（「１００万人当りの各地域の感染者数と死者数と致死率」のグラフ参照）

　灰色の折れ線グラフが致死率で、一番高いのはイギリスで、僅差でイタリア、フランス、スペイン、ニューヨーク州、イラン、アメリカ、中国、ドイツ、韓国、日本となります。

　橙の棒グラフ１００万人当りの死者数は、ニューヨーク州が一番多く、スペイン、イタリア、フランス、イギリス、アメリカ、イラン、中国、ドイツ、韓国、日本と続きます。これから見ると死者数も致死率も一番低いのは日本です。ドイツの致死率は３．１５％で、日本の致死率は２．４７％です。以前は僅差でしたが、現在は広がってきています。この差は、０．６８％と大きいです。

　３月１１日の時点では、日本とドイツの総感染者数の差はドイツが日本の４．６倍で総死者数は何とドイツの方が少なく３人で日本は１６人でした。死者数の少なさは、ドイツの死者数の計上が不正であると思われます。現在の総感染者数や総死者数は日本とドイツはそれぞれ、２２倍と２６倍です。この規模を理解するには、ドイツの最新の新規死者数が２７４人であり、日本の総死者数１９０人より８４人も多い人が毎日亡くなるということから想像できます。

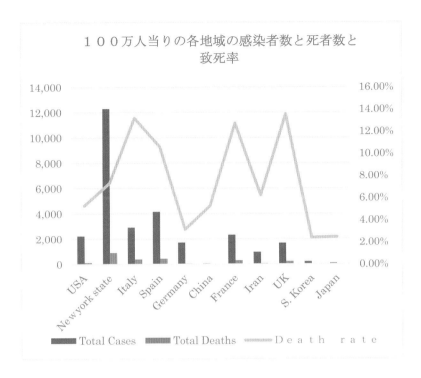

１００万人当りの各地域の感染者数と死者数と致死率

この大きな差は何かというと、日本では厚労省の基に専門家委員会を設置し、新型コロナウイルスの感染の状況の分析を行い、クラスター感染を潰していけば、感染者数の増大は抑えられるという法則を見つけ、それに従い厚労省配下に専門家委員会の指導の下に「クラスター対策班」を置き、それによりクラスターを対処してきたからこのような成果が得られたのです。安倍首相もその後の専門家委員会の意見を尊重していることから、かなり関与したと思われます。(非常事態宣言時に専門家委員会の尾身副座長を同席させる等のことより)

　はじめに紹介したような例、新型コロナウイルスに感染した場合に、重篤な患者は短期間に病状が悪化し、死に至る例も多いため、ドイツでもそうした例は多くあるようです。

　現在は、感染経路の追えない感染者数が多く、集団感染も多くなったため、非常事態宣言により、人の接触機会を劇的に減らし、感染を抑え込み、またクラスター対策が有効になるように持っていくことです。

１０．根拠のないトップの予想　４月２０日

　トランプ大統領が以前、ベストシナリオでも米国内の新型コロナウイルスの死者数が１０万人から最大２４万人になると話しました。

　最近、米国内の新型コロナウイルスの死者数が大幅に下回り、６万から６万５千人になるとの予測を出しましたが、この予想は、現在のデータから見てあり得ないと思います。

　昨日の総死者数は４０，５４８人であり、新規死者数も１，４６４人と約１千５百人で、増加も沈静化してはいません。これから終息に向かうとしても、４万人の２倍の８万人は死亡者数が出ると思います。しかし、現時点で沈静化していない状況ではもっと多くの死者数が出ると考えます。それは、最初に出た２４万人を優に上回ることになるかもしれません。

（「各国の総死者数の推移」のグラフ参照）

　薄い青の折れ線で、急速に増加しているのが、アメリカの総死者数です。

　また、ニューヨーク州知事クオモ氏は、死者数の増加が沈静化していて、感染係数も１を下回ってきたと言っていましたが、最近のニューヨーク州の死者数のグラフを見れば、そういうことは言えないと思います。確かに、１８日の死者数は５４０人でしたが、前日の１７日は１，０２５人、翌１９日は６２７人でした。

　イタリア、スペインやドイツはグラフから見ても沈静してきたと言えますが、ニューヨーク州に付いては日毎の変動が大きく、沈静化の動きも見られません。

（「各地域の総死者数の推移」のグラフ参照）

　初期はドイツの上で、下から２番目での濃い青の折れ線がニューヨーク州で、日々の変動が大きく、伸びが大きいです。

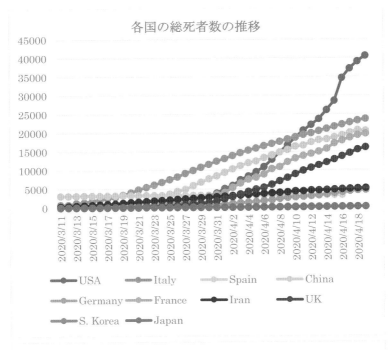

各国の総死者数の推移

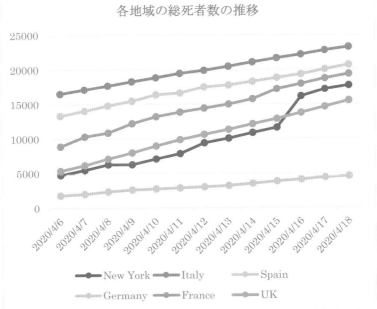

各地域の総死者数の推移

１１．データに基付かない根拠のない多数の発言　４月２２日

　トランプ大統領の国内の死者数の予測が６万人から６万５千人になるとの発言がありましたが、昨日のアメリカの総死者数は４５，３１８人で新規死者数は２，８０４人であり、これから見ると５日程度で、６万人に到達します。この事実をどのように思っているのでしょうか。

（「各地域の総死者数の推移」のグラフ参照）

　濃い青の折れ線がニューヨーク州です。

　また、１００万人当りの最新の感染者数と死者数はドイツは１，７７２人、６１人で日本は８８人、２人ですが、これから致死率を計算すると、ドイツが３．４４％で、日本が２．２７％で、何と１．１７％で、（より正確なドイツと日本の総感染者数と総死者数でも１．１％の差）と大きな差です。日本の医療体制はぎりぎりで、ドイツは余力ある体制であると言うことも言えますが、この致死率の差は大きすぎます。日本の医療従事者にも敬意を贈るべきです。

（「ドイツと日本の１００万人当りの死者数と致死率の比較」のグラフ参照）

　死者数も致死率もドイツが日本に比べ断然大きい。

　ドイツの医療体制は良いとテレビでは医師やコメンテーターなども言っていますが、事実を踏まえた発言とは到底思われません。

　小生の「８．ＰＣＲ検査の集団免疫の幻想」で述べたように、ＰＣＲ検査の集団免疫は無意味ですが、それを主張する医師やコメンテーターは小生が述べた事実を全く知らず、受け売りで話しているとしか思えません。これに従った国々やニューヨーク州も新たな道を現在模索しているのです。

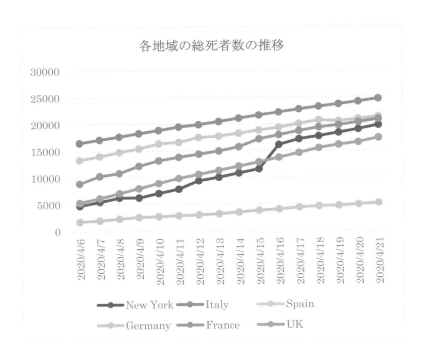

各地域の総死者数の推移

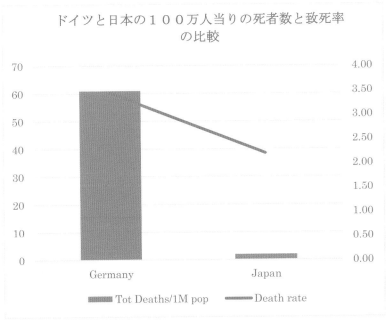

ドイツと日本の１００万人当りの死者数と致死率
の比較

１２．台湾の感染者数が少なく抑えられている理由
４月２３日

　よくテレビで、台湾の新型コロナウイルスの感染拡大に対する対策が素晴らしく、感染者数が少ないという話題が上げられ、家庭内での体温チェックはもとより、学校の登校時に校門で全生徒の体温チェックを行い、各授業でも生徒全員の体温チェックをしている所を見ました。また、バスの搭乗時やスポーツジム入館時や全ての店舗での体温チェックを行い、体温が高い場合は乗車や入館を拒否する等徹底して体温チェックをやっていました。この方法は、ＰＣＲ検査の集団免疫より、手軽で有効性があるように思いました。

（「日本と台湾の１００万人当りの感染者数と致死率」のグラフ参照）

　ここで、現在の台湾と日本の総感染者数と総死者数との違いを見て行くと、１００万人当りの感染者数では日本が９１人で台湾が１８人で、総死者数は日本が２人で台湾が０人です。といずれも日本より台湾の方が少ないです。

　また、日本の総死者数から感染者数当たりの致死率を計算すると２．４４％となります。中国の致死率のデータでは、４０歳台で０．４％、５０歳台で１．３％、６０歳台で３．６％、７０歳台で８．０％、８０歳以上で１４．８％であり、これから見ると日本の致死率２．４４％は妥当な数字ではないかと思われます。一方、台湾の新型コロナウイルスの致死率は１．４％と随分低く、中国の致死率のデータでは５０歳台の死亡率と同等になります。一つ考えられるのは、死亡した人の死因を新型コロナウイルスが原因と特定していない例が多くあるのではないかということです。台湾の２人の死者のうち、最初の人の年齢は６１歳ですが、２人目は不明です。６０歳台として、中国の致死率のデータより考えると、死者数は１５．３人程度となるので、台湾の現在の死者数６人は、あまり正確とは思えません。

　新型コロナウイルスの感染者に対する治療方法は現在無いので、あま

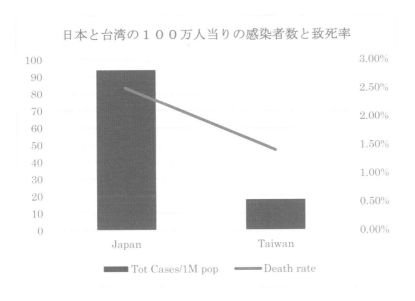

日本と台湾の１００万人当りの感染者数と致死率

り病院の質による致死率に相違が出ないのではないかと思います。日本の病院に入院している人の話を聞きましたが、治療に関しては何もなかったようです。

　ただし、イタリアの病院の場合は、人工呼吸器が不足し高齢者に付けていた人工呼吸器を若い重篤な患者が来た場合に、外して付けたことなどにより致死率が高くなっていると思われます。最近は、こうした病院は高齢者を受け付けないようになりました。

　台湾の新型コロナウイルスに対する徹底した取り組みは、優れたもので参考にして日本にも導入する必要があると思いますが、こうした徹底的なやり方が日本に出来るのかも問題です。

　では、何故こうした優れた取り組みを行う台湾や欧米に比べ、新型コロナウイルスの感染者数が日本では、それほど多く出ていないのか。やはり日本のクラスター感染に対する対応が優れているためだと思います。これを上手くやっている国は、現在、世界の他のどの国もないのではないかと思います。ＥＵ緒国では優秀なドイツを加えて比較するとよくわかります。

　（「ドイツ、日本と台湾の１００万人当りの感染者数と致死率」グラフ参照)

　クラスター対策を世界に広めたら良いと思われますが、既にオーバーシュートしている地域には、地域や都市封鎖と外出自粛や禁止および店舗閉鎖しか有効な手立てはないと思いますので、ほとんどの国は手遅れではないかと考えます。ある意味、感染飽和で、ほとんどの人が感染し、それらの人に免疫が出来ないと克服出来ないのかもしれません。

　ニューヨーク州の例で触れたように、ＰＣＲ検査を徹底的にやったところで、有効な効果は期待できないのです。

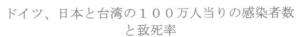

ドイツ、日本と台湾の１００万人当りの感染者数
と致死率

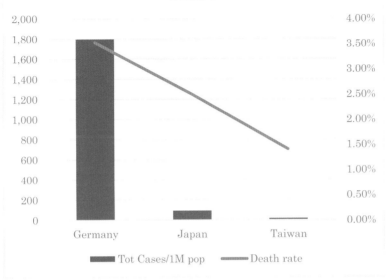

| | Tot Cases/1M pop | Death rate |

１３．時期尚早の判断　４月２４日

　トランプ大統領が専門家の意見を聞き、死者数が６万人から６万５千人になると訂正したとの話がありましたが、これは時期尚早の判断と言えます。

（「アメリカの日々の死者数推移」のグラフ参照）

　アメリカの日々の死者数のグラフを見ると、４月１５日に６，０８８人となり、ピークを見せ、翌１６日２，５３７人、１７日１，８６１人、１８日１，５３３人と急激に減少しました。

　しかし、１９日１，９６６人、２０日２，８２６人と上昇し、２１日は２，３１９人、２２日２，１８６人と少し沈静化しています。

　４月１９日以降も急激な減少が続けば、死者数が６万から６万５千人に近かったのかもしれませんが、また増加に転じたので、時期尚早の判断と言わざるを得ない状況です。

　グラフから見ても、そのような状況になるとは到底思えません。随分楽観的判断だったと思います。

　今後の日々の死者数の増減を見て行く必要がありますが、一先ず６万人から６万５千人に収まると言う予測は、最早不可能となりました。

　現在の状況では、後５日か６日程度で６万人に到達するようです。

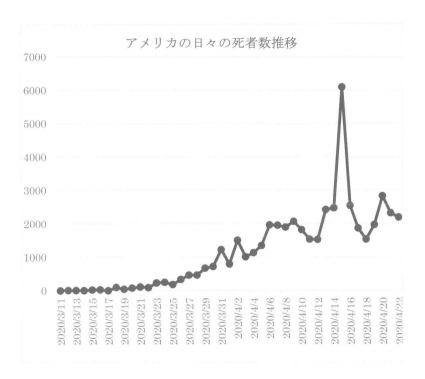

１４．ニューヨーク州の４月１５日の死者数が通常より多い理由　４月２５日

　アメリカの４月１５日に死者数が６，０８８人と多かったので、調べるとニューヨーク州が４，５２０人でした。この理由として以下の記事が関連します。

「ＮＹ市によると、医療機関の検査体制には限りがあり、必ずしも感染が疑われる全員が検査を受けられているわけではない。

　ＮＹ市はそのため、死亡診断書の死因に「新型コロナウイルス」「それに類する」と記された死者数を調査。３月１１日から４月１３日まで、医療機関で２，２５８人、自宅で８２５人、老人ホームやホスピスで６７３人が、それぞれ検査で陽性とは診断されていないものの、新型コロナウイルスで亡くなったと推定されるという。ニューヨーク・タイムズによると、米国で同様の件数を公表しているのは、コネティカット、オハイオやデラウェアの各州など、一握りに限られている。」

（「朝日新聞デジタル」４月１５日より引用）

　新型コロナウイルスの検査を受けていない死者数が調べられ計上されニューヨーク市で３，７７８人（上記合計は、３，７５６人となる）になるとの情報があり、これが加えられたために、ニューヨーク州の死者数が４，５２０人になったと思われます。この死者数を引けばニューヨーク州の死者数は７４２人となり、通常の死者数となり、アメリカでも２，３１０人となり通常の死者数のレベルである。この話はあまり大きくニュースとして取り上げられていないため、大騒ぎになっていませんが、大変な事態です。

（「アメリカの日々の死者数推移」のグラフと「ニューヨーク州の日々の死者数推移」のグラフ参照）

　通常のデータは、総死者数と新規死者数からなり、通常死者数が追加される場合は新規死者数に追加され、総死者数にもその分が追加されますが、上記３，７７８人は総死者数にのみ追加されました。

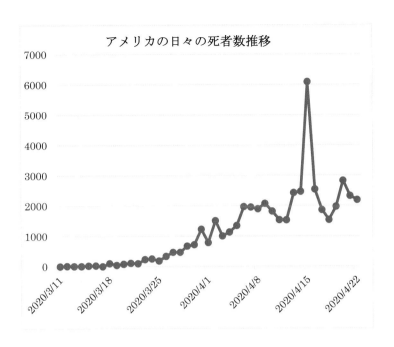

アメリカの日々の死者数推移

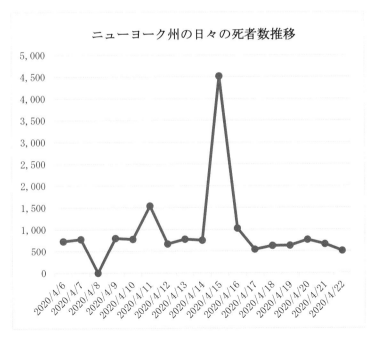

ニューヨーク州の日々の死者数推移

ただ、計上する日付が明確でないので、ある意味調整するという意味だったと思いますが、この件は大々的には公表されませんでした。これはクオモ市長からトランプ大統領に話があったようです。

　しかし、小生の今回の日々の死者数は、当日の総死者数から前日の総死者数を差し引き、前日の死者数を算出しているので、この数字が明確になったのです。

　また、この状況を分析（知っていたとも思いますが）もしないで、アメリカの死者数が６万人から６万５千人になるとの情報を述べた大統領も随分いい加減であると思います。（昨日の集計で既に５２，１９３人で、４日後には６万人を超えるでしょう）また、国民もソーシャル・デスタンスや自主隔離はやっていますが、大統領及び政権はほとんど何もやっていないのに、トランプ政権の成果だと述べ、その数字も何百万人と（２４万人から６万人でも１８万人削減となる）偽るのも、全く信じられません。

　米国の国民も、こんな大統領に対して、この真実を知れば、どの様に思うのでしょうか。

　以下にその時の記事を引用します。（「ＮＨＫニュース」４月18日より）「トランプ大統領は１７日の記者会見で、新型コロナウイルスによる国内の死者数について、当初、１０万人から２４万人にのぼるとされていた予測を大幅に下方修正し、６万人から６万５千人になるという見通しを示しました。

　これについてトランプ大統領は、『われわれが正しい対応をしたことで、何百万人もの命が救われている』と述べ、トランプ政権の対応による成果だと強調しました。」

１５．アメリカの経済活動の再開と制限の緩和対象州と日本の比較　４月２６日

　アメリカではトランプ大統領が今月１６日に経済活動を再開するための指針を発表したのを機に、与党・共和党の知事の州で制限の緩和に向けた動きが出ています。

　このうち南部のサウスカロライナ州やジョージア州、オクラホマ州では一部の商店の営業再開を認め、アラスカ州では人と人との間を離すことを条件に飲食店の営業が始まりました。

　それでは、日本の感染者数と死者数とアメリカ全体とこれらの州も含め比較して見ました。

　（「アメリカ全体、アメリカ各州と日本の１００万人当りの感染者数と死者数」のグラフ参照）

　この中で、緑の棒グラフは感染者数で、緑の太い折れ線が死者数です。一番右端が日本です。日本の１００万人当りの感染者数と死者数は、アメリカ全体やアメリカのどの州より、遥かに少ないです。

　ニューヨーク州と日本の１００万人当たりの感染者数と死者数の比較は、ニューヨーク州の感染者数は１４，９８５人に対し日本は１０５人で、１４３倍で、死者数は１，１３５人に対し３人で、３７８倍です。

　こうした状況で、米国の南部のサウスカロライナ州やジョージア州、オクラホマ州で活動を緩和した場合にどうなるかは、見守る必要があると思われます。

　（「アメリカの緩和対象州と日本の１００万人当たりの感染者数と死者数」のグラフ参照）

　青の棒グラフは感染者数で、橙の折れ線グラフは死者数で、一番右の少ないものが日本です。

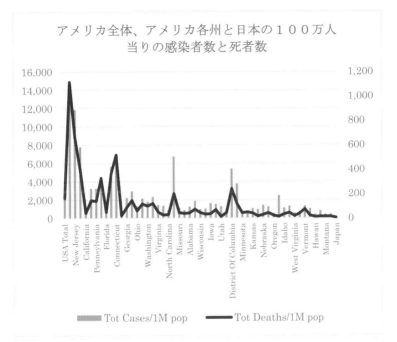

アメリカ全体、アメリカ各州と日本の１００万人
当りの感染者数と死者数

Tot Cases/1M pop ■■■■ Tot Deaths/1M pop

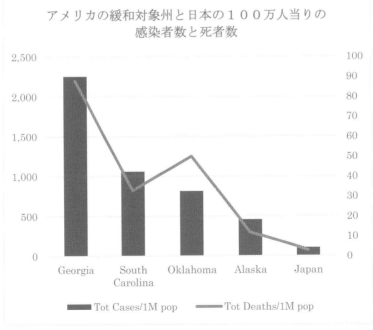

アメリカの緩和対象州と日本の１００万人当りの
感染者数と死者数

Tot Cases/1M pop ■■■■ Tot Deaths/1M pop

１６．ニュージーランドと日本の比較　４月２７日

　欧米からニュージーランドの優れた施策について、評価が寄せられています。

　「ニュージーランドは他の国に先駆けて２月３日の時点で外国籍の人の入国を禁止した。ニュージーランド国籍を持つ人や永住権を持つ人及びその家族は入国が許可されたが、１４日間の自主隔離が求められた。ニュージーランドは観光大国であったが、決断は早かった。また、３月１７日、感染予防策による経済的打撃への対抗策として、ＧＤＰの４％に相当する規模の経済対策を実施した。

　特徴的なのは、アーダーン首相のコミュニケーション力と指導力の高さだった。「鎖国状態」に入った翌日の３月２０日に、テレビ・メッセージで国民に語り掛けた。「厳しく、迅速に」措置を取ると同国の戦略を説明。しかし、同時に同首相は終始笑顔で語りかけ、メッセージの最後には「どうか、強くいてください。思いやりをもってください。そしてみんなで一つになってＣＯＶＩＤ－１９に対抗しましょう」と国民に訴えた。」（「Ｎｅｗｓｗｅｅｋ」４月１３日より引用）

　それでは、ニュージーランドと日本のデータによる比較をしてみます。（「ニュージーランドと日本の１００万人当りの感染者数と死者数」のグラフ参照）

　青の棒グラフが感染者数で、橙の折れ線グラフが死者数で、１００万人当りの感染者数はニュージーランドが１４倍程度多いですが、死者数にそれほどの開きはありません。しかし、死者数と致死率の比較をすると、ニュージーランドの致死率が０.３％程度と極めて低く、これを通常の３.６％とすると１００万人当りの死者数は５３人程度となりますが、５人となっているのは、死者数の計上が正しくないものと思われます。要するに、新型コロナウイルの重篤な患者は、短期間で死に至りますが、その場合は新型コロナウイルの死者数として計上していないことによります。これは、多くの国（台湾等も含む）に見られる傾向です。

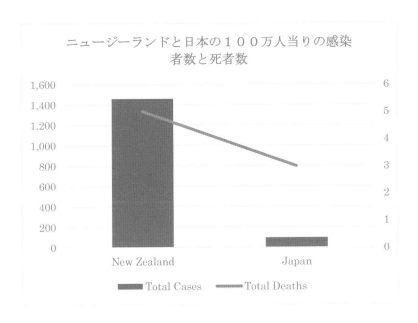

ニュージーランドと日本の１００万人当りの感染者数と死者数

New Zealand　Japan

Total Cases　Total Deaths

（「ニュージーランドと日本の１００万人当りの死者数と致死率（補正前）」のグラフ参照）

　感染者数から標準の致死率を適用し、死亡者数と致死率を補正したグラフも作成しました。

（「ニュージーランドと日本の１００万人当りの死者数と致死率（補正後）」のグラフ参照）

　日本がニュージーランドと比較して、このように優れているのは２月１４日に専門家委員会が厚労省の基に組織され、新型コロナウイルスの感染状況を分析し、２月２５日にクラスター対策班を専門家委員会の指導の下に厚労省の配下に組織し、クラスター対策に当たったことにより、クラスター対策は日本独自で、世界の他の国の何処でもやられていないもので、新型コロナウイルスの感染対策として優れたものでした。

　しかし、ニュージーランドのような対策、早期の入国禁止策が取れたら、もっと良い状況になっていたと思われます。

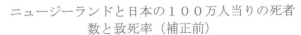

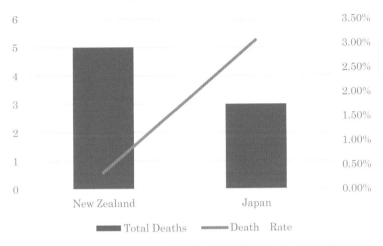

ニュージーランドと日本の１００万人当りの死者数と致死率（補正前）

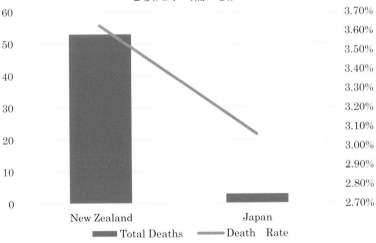

ニュージーランドと日本の１００万人当りの死者数と致死率（補正後）

１７．新型コロナウイルスの感染対策に優れた国の比較
　　４月２８日

　新型コロナウイルスの感染対策に優れた国として、ニュージーランド、韓国、香港、日本と台湾にシンガポールを加えて最新のデータを基に比較してみました。

　(「新型コロナウイルスの感染対策に優れた国の１００万人当りの感染者数と死者数（補正前）」のグラフ参照)

　青の棒グラフは、１００万人当りの感染者数で、シンガポール、ニュージーランド、韓国、香港、日本と台湾の順になる。橙の折れ線グラフは１００万人当りの死者数で、韓国、ニュージーランド、日本、シンガポール、香港と台湾になる。ただし、シンガポール、ニュージーランド、香港と台湾は致死率が不正なので、平均６０歳台の致死率３．６％として死者数を算出、それを基に補正しました。

　(「新型コロナウイルスの感染対策に優れた国の１００万人当りの感染者数と死者数（補正後）」のグラフ参照)

　このグラフでは１００万人当りの死者数も、感染者数に比例していて、妥当と見られます。

　ここから言えることは、徹底して体温チェックしている台湾が一番優れていて、クラスター対策を行っている日本もその次に優れていると言えます。韓国もＰＣＲ検査で陽性者を位置情報で管理する良いシステムを持っています。

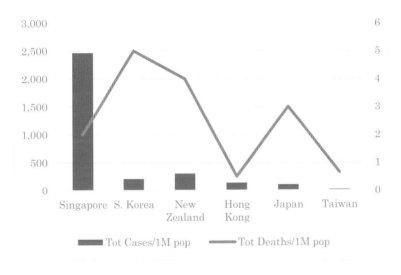

新型コロナウイルスの感染対策に優れた国の
１００万人当りの感染者数と死者数（補正前）

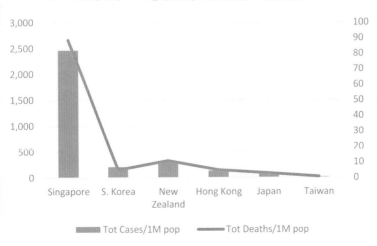

新型コロナウイルスの感染対策に優れた国の
１００万人当りの感染者数と死者数（補正後）

１８．アメリカの死者数が６万人超え確実　４月２９日

　アメリカの死者数が、昨日で、５万９千人を超えました。
（「アメリカの総死者数推移」のグラフ参照）

　総死者数の伸びは、グラフのように急激に伸びていて、昨日で
５９，２６６人となり、明日には、６万人超え確実です。

　これは、日々の死者数推移を見てみると理解できます。
（「アメリカの日々の死者数推移」のグラフ参照）

　１５日のピークは、今までの新型コロナウイルスとして診断され治療
された以外の人が集計され３，７７８人が計上されたため発生しました
が、その後も日々に２千人を上回る死者数が出ています。このため、
６万５千人超えも５月初めに達成してしまいます。まだ、沈静化は見え
ないので、もっと多くの死者数になるでしょう。

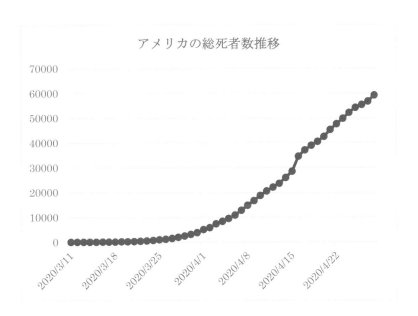

アメリカの総死者数推移

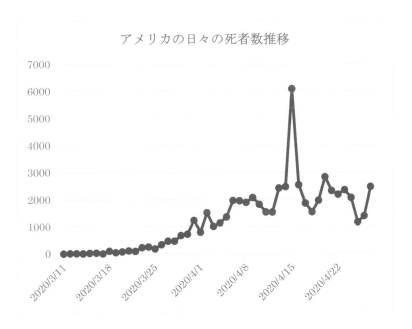

アメリカの日々の死者数推移

１９．イギリスの４月２９日の新規死者数が多い理由
４月３０日

　イギリスの新規死者数が、一時４，４１９人となり、その後７６５人に変更（その差は、３，６５４人）されていましたが、総死者数は２６，０９７人と変化はありませんでした。これは、４月１５日のアメリカで起こったことと同じです。下記グラフを見ると右端が立ち上がっています。一日に４千人以上も亡くなる例は遥かに多すぎると思われます。
（「イギリスの総死者数推移」のグラフ参照）
　日々の死者数の変化を見ても右端の棒グラフが他より遥かに大きくなっています。
（「イギリスの日々の死者数推移」のグラフ参照）
　この関連の情報に「英、新型コロナウイルス死者数４．１万人の可能性 公式発表の倍以上」というものがあり、「英フィナンシャル・タイムズの分析によると、新型コロナウイルス感染症による同国の死者数は最大４万１千人と、公式発表の倍以上である公算が大きい。２０日時点で、政府が発表した英国全体の病院での死者数は累計１万７，３３７人です。
　フィナンシャル・タイムズの分析には病院以外で死亡した新型コロナウイルス患者も含まれる。フィナンシャル・タイムズの分析によると、英国立統計局は死亡証明書に新型コロナウイルスの記述があるケースのみを集計していることから、実際の死者数を下回っている可能性があるという。」（４月２３日：ロイターより）
　具体的には、この内どの分が計上されたかはわかりませんが、この情報に関連していると思われます。
　日本でも、新型コロナウイルスによる突然死や検査中に死に至る例が多数報告されていますが、ニューヨーク市やイギリスでは、比較にならないほど多くの例（約２００倍程度）があるようです。
　余談ですが、アメリカの昨日の総死者数は、６１，６５６人となり、６万人を軽く超え、５月初めで６万５千人を超えるようです。

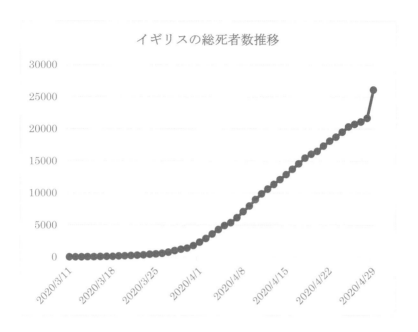

イギリスの総死者数推移

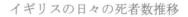

イギリスの日々の死者数推移

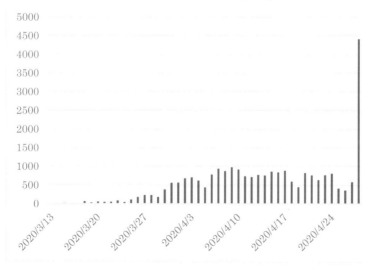

２０．主役交代とニューヨーク州の死者数減少の理由
５月１日

　アメリカのニューヨーク州の新規死者数が、減少してきましたが、隣のニュージャージー州は、増加していて、前々日はニューヨーク州が３３０人でニュージャージー州が３２８人と拮抗していましたが、前日はニュージャージー州が上回ってしまいました。

（「ニューヨーク州とニュージャージー州の日々の新規死者数推移」のグラフ参照）

　青の折れ線グラフがニューヨーク州の新規死者数で、橙の折れ線グラフはニュージャージー州の新規死者数で４月２９日は拮抗していましたが、４月３０日はニュージャージー州が上回ってしまいました。これから見ると、ニューヨーク州は新規死者数が下がって来ており、ニュージャージー州の新規死者数も下がっていましたが、４月２７日以降は増加してきています。

　ニューヨーク州の新規死者数の減少は、ソーシャル・ディスタンスの保持及び都市のロックダウンというより、感染飽和によるものと思われます。これに関する記事として「ニューヨーク州の抗体検査の７，５００人のサンプル検査で、ニューヨーク市では２４．７％に新型コロナウイルスの抗体が検出された。」（「日経新聞」４月２８日より）という記事があり、３０％から５０％になると感染飽和になるようで、３０％に近い感染者数がいるため、新規感染者数の増大も抑制され、それに伴い、死者数も減少傾向になったと思われます。

　一方、アメリカの日々の新規死者数推移のグラフを見ると多少の減少が見られますが、それほど顕著な減少は見られません。４月１５日のピーク以降は、増減を繰り返しています。

（「アメリカの日々の新規死者数推移」のグラフ参照）

　今後も、この状況には注視していく必要があると思われます。

　また、アメリカの総死者数推移を見ると、５月２日には総死者数の６万５千人越えが確実です。

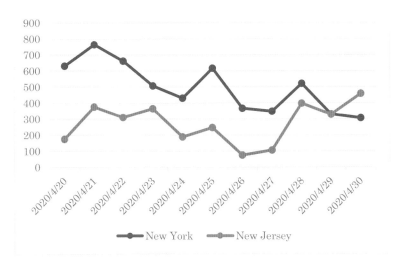

ニューヨーク州とニュージャージー州の日々の新
規死者数推移

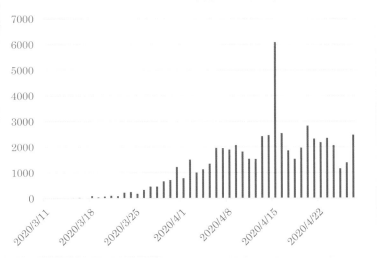

アメリカの日々の新規死者数推移

後書き　6月20日

　　Ｗｏｒｌｄｏｍｅｔｅｒも当初（３月１１日）は、「総感染者数」、「新規感染者数」、「総死者数」、「新規死者数」、「総回復数」、「現在の感染者数」、「重篤な患者数」、「１００万人当りの感染者数」のみでした。ここで、「現在の感染者数」は、「総感染者数」－「総死者数」－「総回復数」で求められます。

　　３月２４日から、「１００万人当りの死者数」が追加され、

　　４月６日から、「最初の感染者の日付」が追加され、

　　５月１５日から、「国の総感染者数順位の番号」が追加され、各項目の順位を変えてもその順位が表示され便利になりました。

　　これを基に、３月１５日からメールで、テキストとＥｘｃｅｌグラフでの情報提供を開始し、最近では８０回程度になります。

　　以下に、４月５日の情報を示します。

〈新型コロナウイルスの情報提供－Ｎｏ．２２（２０．０４．０５）です。

　　引き続き新型コロナウイルスの新規感染者数は、急速に増大し、全体の総感染者数は１，２７２，８６０人と増大が続いています。総死者数も６９，４２４人と増大が続いています。

　　第１グループ：（総感染者数１万人以上、１７か国、ポルトガルとブラジルが参加）

　　アメリカの総感染者数は３３６，６７３人と３５万人も近くなり、新規感染者数も２５，３１６人と増加が沈静化しました。グラフでは垂直に立ち上がる状況で、何処で増加が止まるか分かりません。総死者数も９，６１９人で、新規死者数も１，１６５人と増加が続いていて、１万人超えも明日には確実です。

　　スペインの総感染者数は第２位で１３１，６４６人で、新規感染者数は５，４７８人と増加が引き続き沈静化してきています。総死者数はイタリアに次ぐ１２，６４１人と増え、新規死者数も６９４人と増加が引き続き減少しました。

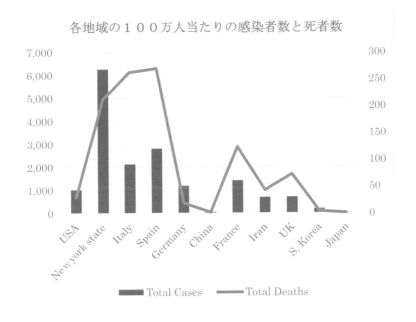

各地域の１００万人当たりの感染者数と死者数

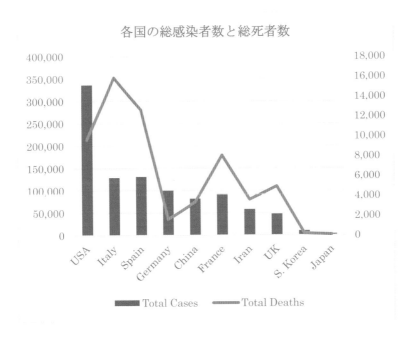

各国の総感染者数と総死者数

イタリアの総感染者数は１２８，９４８人に増加し、総死者数は第１位の１５，８８７人で、新規死者数も５２５人と増大が引き続き沈静化してきています。

　ドイツの総感染者数は１００，１２３人で、新規感染者数は４，０３１人で、総死者数も１，５８４人で、新規死者数も１４０人と増加が沈静化しました。

　これ以下は、総感染者数、新規感染者数、総死者数、新規死者数を示します。

　フランス（９２，８３９人、２，８８６人、**８，０７８人、５１８人**）、以降国名のみ示します。中国、イラン、イギリス、トルコ、スイス、ベルギー、オランダ、カナダ、オーストリア、新規参加のポルトガル、同ブラジル、韓国で、フランスの総死者数・新規死者数、イランの総死者数、イギリスの新規感染者数・総死者数・新規死者数、トルコの新規感染者数が顕著です。

　第２グループ：(総感染者数３千人以上、１万人以下、１７か国、ポルトガルとブラジルが抜け、日本、パキスタンが参加)

　以下に総感染者数と新規感染者数を国順に示します。

　イスラエル（８，４３０人、**５７９人**）、以降国名のみ示します。スウェーデン、オーストラリア、ノルウェー、ロシア、アイルランド、チェコ、チリ、デンマーク、インド、ポーランド、ルーマニア、マレーシア、日本、エクアドル、フィリピン、パキスタンで、イスラエル、ロシアで、インドと日本が急激に増加しています。

　第３グループ（総感染者数１千５百以上、３千人以下、１５か国）

　以下に総感染者数と新規感染者数を国順に示します。

　ルクセンブルグ（２，８０４人、７５人）、以降国名のみ示します。サウジアラビア、ペルー、インドネシア、タイ、フィンランド、セルビア、メキシコ、パナマ、ＵＡＥ、ドミニカ、ギリシャ、南アフリカ、カタール、アルゼンチンです。

　総感染者数の増加は米国やイギリスが顕著（グラフ的に立ち上がって

各国の総感染者数推移

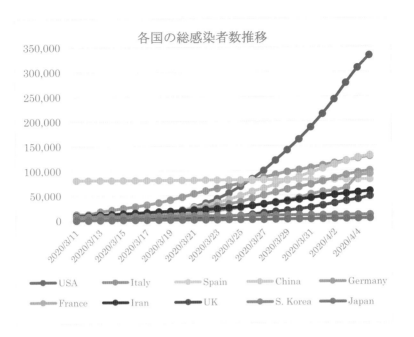

凡例:
- USA
- Italy
- Spain
- China
- Germany
- France
- Iran
- UK
- S. Korea
- Japan

各国の総死者数推移

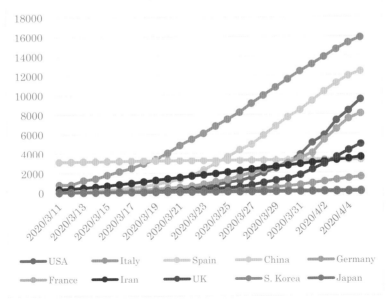

凡例:
- USA
- Italy
- Spain
- China
- Germany
- France
- Iran
- UK
- S. Korea
- Japan

いる）で、イタリア、スペイン、ドイツも増加が大きくなっています。
（「各国の総感染者数推移」グラフ；６９ページ）

　総死者数の増加は、イタリア、スペイン、米国が大きく、イタリアとスペインは医療崩壊にあり、フランス、イギリスとイランも医療崩壊に近づいています。（「各国の総死者数推移」グラフ；６９ページ、「各国の総感染者数と総死者数」グラフ；６７ページ、「各地域の１００万人当りの感染者数と死者数」グラフ；６７ページ）

　日本の新規感染者数が３１７人と多くなり、総感染者数の順位は、３１位（昨日３２位）と上がりました。
（「日本の総感染者数の世界の順位推移」グラフ；７１ページ）

　今日（４月５日）から、欧米諸国や多くの国からの外国人に対して入国拒否の取扱いが始まりました。

　また、医療負荷の軽減のために、軽度の感染者については、自宅または自治体が用意した軽症患者向けのホテル等の宿泊施設の利用が行えるように明日（４月６日）から出来るようになったことは良いと思われます。

　イタリア、スペインで新規死者数が沈静化しました。アメリカも新規感染者数が沈静化したとの話がテレビでありましたが、今後も動向に注目する必要があり、目が離せません。

　なお、「各地域の１００万人当りの感染者数と死者数」、「各国の総感染者数と総死者数」のグラフ、「各国の総感染者数の推移」、「各国の総死者数の推移」のグラフ、「日本の総感染者数の世界の順位推移」のグラフを添付しますので参照下さい。〉

　　　　　　　　　　　　　　　　　　　　　　　徒然　学

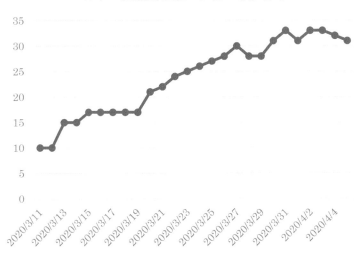

日本の総感染者数の世界の順位推移

【Ｗｏｒｌｄｏｍｅｔｅｒのデータについて】

　死者数計上不正：新型コロナウイルスの重篤患者の死者への検査が行われず死者数に計上されない国が極めて多いようです。アメリカ、イギリス、ロシア、イタリア、ドイツ、シンガポール、台湾、韓国等で、致死率が平均より低くなっています。こうした国で、ある期間の死者数が一括計上され、アメリカやイギリスでも日本の２００倍以上と極めて多く、イタリアも、３・４月の死者数が例年より、１万９千人多いと公表しました。

　各国の数値の調整：多くの国で総感染者数や総死者数の調整が行われており、グラフを見ていると特にフランスの頻度が多く、アメリカやイギリスも実施しています。エクアドル等、日により新規の感染者数や死者数が計上されない国もあります。

【Ｗｏｒｌｄｏｍｅｔｅｒの利用について】

　データ切り換えが、毎日９時半から１０時頃に行われていますが、マニュアルで行われるため、一定時間ではありません。

　全世界のデータ表示のアメリカのリンクからアメリカの各州のデータ表示に切替えられたり、各項目名のクリックにより、その項目が昇順・降順に表示できる等、良くできています。

　日本では、日本のデータの入力が紙で集計されるため登録が遅く、地元・千葉県のデータをダウンロードしようとしましたが、上手くできませんでした。日本はデータに関して随分遅れていると感じています。

〈著者紹介〉

徒然　学（つれづれ　まなぶ）

三重県生まれ、名古屋大学理学部物理学科卒業。

坂田昌一教授の最後の教鞭を受け、卒業研究ではカミオカンデの前身となる放電箱を発明した福井崇時教授に学ぶ。日本ユニバック入社、大規模製造業で新しい通信方式、ハイレベル・データリンク開発に参画、その会社の大規模コンピュータネットワーク構築。野村総研に転職し流通企業向け大規模データ交換ネットワーク維持・構築、任天堂と協力しファミコントレード・ネットワークシステム構築（多数の證券会社を含む）、企業のインターネット構築支援、大手銀行のインターネット化コンサル実施。外資系大手ネットワーク企業の技術本部長として会社を立ち上げ実施等。

主な著書：

「VAN 総覧（VAN 関連のソフトウェア）」（株フジテクノシステム社、1987 年）

「インターネットワーキング特集（インターネットワーキング新時代）」（日経コンピュータ、1993 年）

「LAN TIMES（マルチプロトコルルータによる SNA 統合 前/後編）」（ソフトバンク、1994 年）

「ネットワーク事例研究（事例共同執筆）」（技術評論社、1996 年）

講演：

インターネットワーキング特集 (インターネットワーキング新時代)（日経コンピュータ、1993 年)

「インターネットワーキング、その構築法」（日経オープンシステムフォーラム、1994 年）

ほか、ネットワーク企業のユーザー会向け等、講演を多数実施。

世界のデータから見える
新型コロナウイルス感染の真実

定価（本体 800 円 + 税）

乱丁・落丁はお取り替えします。

2020年7月26日初版第1刷印刷
2020年8月 1日初版第1刷発行

著　者　徒然学
発行者　百瀬精一
発行所　鳥影社 (choeisha.com)
〒160-0023 東京都新宿区西新宿3-5-12トーカン新宿7F
電話 03-5948-6470, FAX 03-5948-6471
〒392-0012 長野県諏訪市四賀229-1(本社・編集室)
電話 0266-53-2903, FAX 0266-58-6771
印刷・製本　フォーゲル印刷
© TSUREZURE Manabu 2020 printed in Japan
ISBN978-4-86265-831-9　C0040